Smoothies zum Abnehmen

Die Smoothie Diät – 1Kg abnehmen pro Woche. 111 Smoothie Rezepte zum schnellen Abnehmen, Entschlacken und Entgiften. Inklusive Nährwertangaben und 14 Tage Challenge.

2. Auflage 2018

ISBN-13: 9781977034373

Inhaltsverzeichnis

Vorwort

Wir wissen alle, dass wir jeden Tag fünf Portionen Obst und Gemüse essen sollten. Wir wissen auch wie gesund Obst und Gemüse sind. Und wir alle wollen uns gesünder ernähren und fit sein.

Leider schafft es kaum jemand die empfohlene Menge zu sich zu nehmen. Von gesunder Ernährung wollen wir erst gar nicht anfangen. Nach und nach sammeln sich überflüssige Kilos auf unseren Hüften und der Gang auf die Waage wird zum wöchentlichen Albtraum.

Das muss nicht sein! Mit einigen kleinen Tricks kannst du deine Ernährung so umstellen, dass du abnimmst ohne hungern zu müssen oder Kalorien zählen zu müssen. Smoothies sind Vitaminbomben die beim Abnehmen helfen können wenn man sie richtig einsetzt. Wieso Smoothies so gut zum Abnehmen sind, wie du richtig abnimmst (ohne Jo-Jo-Effekt!) und worauf du beim Mixen achten musst erfährst du in diesem Buch. Mit 111 leckeren Rezepten kommst du deiner Traumfigur einen gewaltigen Schritt näher.

Zudem findest du unsere 14 Tage Smoothie Challenge mit der du deine Ernährung Schritt für Schritt umstellst und die Macht der Smoothies entfesselst. Smoothies zum Abnehmen ist das perfekte Buch für alle gestressten Menschen mit wenig Zeit, die gesünder, fitter, leistungsfähiger und schlanker leben wollen.

Tausende Menschen haben bereits erfolgreich mit Smoothies abgenommen, wann startest du?

Unsere Story

Smoothies kennt eigentlich jeder. Es gibt sie mittlerweile in jedem Supermarkt und sie werden dauernd in Fitnessmagazinen erwähnt. Smoothies sind gut für die Gesundheit und helfen beim Abnehmen – wie gefühlt 1000 andere Wundermittel und Pillen.

Wir haben uns eine lange Zeit sehr erfolgreich Low Carb ernährst, doch irgendwann hatten wir Lust auf etwas Neues und Abwechslungsreiches. Eher zufällig stolperten wir über einen interessanten Artikel über grüne Smoothies und ihre gesundheitliche Auswirkung auf unseren Körper. Wir informierten uns weiter über Smoothies und entschlossen uns, 14 Tage lang jeden Tag eine Mahlzeit durch einen Smoothie zu ersetzen. Abnehmen war nicht das primäre Ziel, aufgrund von Sport und der Low Carb Ernährung waren wir bereits gut in Form.

Also ging es am Anfang darum, den Körper besser mit Vitaminen, Spurenelementen, Mineralien und Ballaststoffen zu versorgen. Bereits nach einigen Tagen fühlten wir uns fitter und energiegeladener – unsere Stimmung verbesserte sich nach und nach und wir probierten viele verschiedene Smoothie Rezepte aus.

Wir erzählten einer Freundin, die gerne einige Kilos loswerden wollte, von der Smoothie Diät und den zahlreichen Vorteilen. Sie hat drei Monate lang jeden Tag ihr Frühstück durch einen Smoothie ersetzt und damit fast 10 Kilogramm abgenommen! Sie fühlte sich richtig fit, motiviert und weder müde noch schlapp. Zwei Wochen nach dem die Freundin angefangen hatte, hatte sie plötzlich Lust und Energie drei Mal wöchentlich nach der Arbeit zum Sport zu gehen – ihr Leben hat sich in sehr kurzer Zeit zum Positiven gewendet.

Unsere Freundin und wir selbst sind nur einige Beispiele. Es gibt weltweit tausende Menschen die Smoothies in ihre tägliche Ernährung eingebaut haben und dadurch vitaler, fitter, motivierter und schlanker geworden sind. Wir teilen unsere 111 besten

Smoothie Rezepte mit dir und freuen uns darauf, auch dir beim Abnehmen helfen zu können!

Die Smoothie Story

Der Smoothie hat, wie sein Name es schon vermuten lässt, seinen Ursprung in den USA. „smooth“ bedeutet auf Deutsch cremig, geschmeidig, sanft oder gleichmäßig. Dies beschreibt püriertes Gemüse und Obst sehr gut, sodass der Name „Smoothie“ entstanden ist.

In den 1920er-Jahren wurden die ersten Smoothies in US-amerikanischen Saftbars frisch zubereitet. Im Jahr 1929 wurde die erste Saftbarkette von Julius Freed gegründet – sie hieß „Orange Julius“ und bestand aus 100 Saftbars. Freed mischte Orangensaft mit Wasser, Zucker, Eis, Eiklar und Vanilleextrakt.

Doch erst in den 1960er-Jahren erlebten Smoothies, dank eines neu aufkommenden Gesundheits- und Fitnesswahns, einen regelrechten Hype. Smoothies wurden zum Trendgetränk bei fitnessbewussten Menschen und bei Menschen, die auf ihre Ernährung und Gesundheit achteten. So wurden Smoothies in „Health-Food_Restaurants“ verkauft.

Smoothies eroberten schnell die ganze Welt und waren fertig gemixt und abgefüllt in zahlreichen Supermärkten zu finden. Immer mehr Menschen und auch die Fitness- und Abnehmindustrie erkannten das Potential von Smoothies und es entwickelte sich nach und nach eine ganze Industrie rund um dieses Getränk.

Der grüne Smoothie hingegen wurde sehr viel später erst „erfunden“. Victoria Boutenko, eine Russin die mit ihrer Familie 1990 in die USA auswanderte, gilt als Erfinderin des grünen Smoothies. Boutenkos Familie litt an chronischen Krankheiten und Übergewicht, die durch die Schulmedizin weder geheilt noch gemindert werden konnten. Die Familie stellte ihre Ernährung radikal auf Rohkost um und es zeigten sich erste Erfolge - der Gesundheitszustand verbesserte sich.

Victoria studierte das Essverhalten von Schimpansen und stellte fest, dass diese viel mehr Blattgemüse verspeisten als Menschen. Schimpansen haben ein sehr gutes Immunsystem und menschliche Zivilisationskrankheiten kommen bei Schimpansen nicht vor, obwohl wir zu 98% genetisch identisch sind. Basierend auf dieser Erkenntnis mixte sie im Jahr 2004 den ersten grünen Smoothie. Schimpansen wickeln häufig ein Stück Obst in ein grünes Blatt bevor sie es verspeisen, da ihre Ernährung etwa zu 50% aus Früchten und zu 40% aus Blattgrün besteht.

Victoria mixte also den ersten grünen Smoothie und stellte fest, dass sich dadurch problemlos viel Grünzeug bzw. Blattgrün mit den enthaltenden zahlreichen Nährstoffen und Vitaminen aufnehmen lässt, die man sonst nicht aufnimmt. Denn Blattgrün lässt sich nur schwer in großen Mengen essen – es schmeckt nicht besonders und ist in großen Mengen häufig nicht allzu bekömmlich. Dazu sättigt es nicht langfristig.

Durch eine Kombination von Gemüse bzw. Blattgrün mit Obst lässt sich dieses Problem umgehen. Mit der Zeit haben viele Menschen das Potential von grünen Smoothies erkannt und benutzen sowohl „normale" Smoothies als auch grüne Smoothies erfolgreich um abzunehmen, fit zu bleiben und sich gesund zu ernähren.

Abnehmen ist ganz einfach – theoretisch...

Es ranken sich unzählige Mythen und Halbwahrheiten rund um das Thema Abnehmen. Ab 18 Uhr keine Kohlenhydrate mehr, fünf kleine Mahlzeiten am Tag, 3 Tage die Woche auf feste Nahrung verzichten, jeden Tag zwei Stunden Ausdauertraining oder jeden Bissen vor dem Runterschlucken 50 Mal kauen – dies sind nur einige Beispiele.

Prinzipiell funktioniert das Abnehmen so: du nimmst weniger Kalorien zu dir als dein Körper braucht bzw. verbraucht. Durch das entstandene Kaloriendefizit greift dein Körper auf deine Fettdepots zurück, um von dort die notwendige Energie zu besorgen. Dein Körper gewinnt also Energie indem er dein gespeichertes Fett verstoffwechselt, du nimmst also nach und nach ab. Je nachdem wie stark das Kaloriendefizit ist, greift dein Körper auf deine Muskulatur zurück und wandelt Muskelmasse in Energie um.

Hast du einen Kalorienüberschuss, nimmst also mehr Kalorien zu dir als dein Körper verbrennen kann, werden die überschüssigen Kalorien in Form von Fettdepots für schwere Zeiten wie zum Beispiel Hungerperioden gespeichert.

Unsere Vorfahren haben von diesem Mechanismus profitiert und er hat das Überleben gesichert, denn Nahrung war nicht immer vorhanden und es gab oft Zeiten, in denen es nur wenig bzw. keine Nahrung gab. Heute gibt es genug Nahrung für jeden (zumindest in Industrienationen) und wir müssen uns keine Gedanken über bevorstehende Hungerperioden machen.

Dein Körper steckt, was den Stoffwechsel angeht, immer noch in der Steinzeit fest und bereitet sich stets auf kommende Krisen und Notzeiten vor, was sich an überflüssigen Kilos und Speckröllchen bemerkbar macht.

Wenn es rein um die Gewichtsabnahme geht, dann kannst du den ganzen Tag nur Schokolade, Eis und Süßigkeiten essen, solange du weniger Kalorien zu dir nimmst als dein Körper verbraucht. Mit einem Kaloriendefizit von einigen hundert Kalorien wirst du schnell abnehmen – auf Kosten deiner Gesundheit, Fitness und Laune. Dann fehlen wichtige Nährstoffe, Mineralien, Vitamine und Proteine und dein Körper zeigt Mangelerscheinungen und im schlimmsten Fall entstehen Krankheiten.

Warum kommt es nach Diäten meistens zum Jojo-Effekt?

In den meisten Diäten wird einfach nur die Kalorienaufnahme verringert, sodass ein Kaloriendefizit entsteht. Diese verringerte Kalorienaufnahme geht meistens einher mit dem Verzicht auf viele Lebensmittel – man hungert sich quasi über mehrere Wochen schlank. Für den Körper ist dies das Zeichen dafür, dass er schlecht vorbereitet war auf solche Notsituationen und sobald wieder mehr Nahrung zugeführt wird, legt der Körper Notfallreserven für schlechte Zeiten in Form von Fettdepots an. Die Kilos, die weg gehungert wurden, kommen also schneller zurück als einem lieb ist. Langfristig gesehen bringt es also nicht viel kurzzeitig zu hungern und so abzunehmen.

Gesund abnehmen ist das Ziel

Wenn du wirklich langfristig und ohne gesundheitliche Nachteile, Hungergefühl oder schlechte Laune abnehmen willst, dann gibt es einige Dinge, die du beachten musst. Mit einigen kleinen Änderungen in deinen Essgewohnheiten ist es problemlos möglich einen Kilogramm pro Woche abzunehmen ohne hungern zu müssen oder allzu große Entbehrungen hinnehmen zu müssen.

Der wichtigste Punkt beim Abnehmen ist ein Kaloriendefizit. Du musst also dafür sorgen, dass du weniger Kalorien zu dir nimmst als dein Körper verbraucht. Jedoch darf dieses Defizit nicht zu groß sein, schließlich möchtest du langfristig und kontinuierlich abnehmen – ohne Jo-Jo-Effekt. Viele Abnehmversuche scheitern daran, dass ein ständiges Hungergefühl vorhanden ist und viele Menschen sich bereits nach einigen Tagen schlapp, kraftlos und demotiviert fühlen.

Dazu kommen häufig noch Kopfschmerzen und Konzentrationsstörungen.

Du musst also darauf achten, dass du trotz Kaloriendefizit gesättigt bist und dass deinem Körper alle wichtigen Nährstoffe zur Verfügung stehen. Weiterhin musst du Heißhungerattacken vermeiden und deinen Blutzuckerspiegel über den ganzen Tag hinweg konstant halten. Denn bei einem niedrigen Blutzuckerspiegel verspürst du schnell ein Verlangen nach Süßigkeiten oder anderen zuckerhaltigen und damit ungesunden Lebensmitteln. Warum ist das so?

Die bösen Kohlenhydrate

Dazu müssen wir uns die Kohlenhydrate näher anschauen. Unsere Nahrung besteht im Grunde aus Eiweiß, Fett und Kohlenhydraten. Unser Körper verstoffwechselt diese drei Komponenten und gewinnt daraus Energie. Kohlenhydrate können am schnellsten verstoffwechselt werden und liefern somit schnell Energie.

Kohlenhydrate sind nichts anderes als Zucker und unterscheiden sich in der Länge der Zuckerketten. Einfachzucker, auch Monosaccharide genannt, besteht aus einzelnen Zuckermolekülen und kann sehr schnell verstoffwechselt werden. Er besteht aus Glukose oder Fruktose.

Glukose kann nur aus deiner Blutbahn aufgenommen werden. Insulin übernimmt den Transport von Glukose aus der Blutbahn in die Körperzellen, wodurch dann neue Energie bereitgestellt wird. Je mehr Glukose sich in der Blutbahn befindet, desto mehr Insulin wird auch ausgeschüttet. Je mehr Insulin ausgeschüttet wird, desto schneller sinkt der Blutzuckerwert, da die Glukose aus dem Blut in die Körperzellen transportiert wird. Die Folge ist ein stark gesunkener Blutzuckerspiegel und eine Heißhungerattacke auf zuckerhaltige Lebensmittel, die schnell Glukose und damit Energie liefern.

Jedoch gibt es noch den Zweifachzucker, Mehrfachzucker und Vielfachzucker. Die Zuckerarten unterscheiden sich in der Länge der Zuckerketten. Die Zuckerketten müssen in Glukose aufgespalten werden, bevor der Körper sie verstoffwechseln kann. Dieser Prozess nimmt Zeit in Anspruch und somit können lange Zuckerketten nur langsam verstoffwechselt werden. Der Blutzuckerspiegel steigt nur langsam bzw. bleibt auf einem konstanten Level - es kommt nicht zu einem rapiden Anstieg und Fall des Blutzuckerspiegels.

Und Fruktose?

Jetzt kommt das wirklich Interessante, was einen direkten Bezug zu Smoothies herstellt: Fruktose ist insulinunabhängig. Fruktose kann nur über den Darm bzw. die Leber verstoffwechselt werden, was zu einem langsamen und konstanten Anstieg des Blutzuckerspiegels führt. Fruktose kommt in Obst und Früchten vor – Smoothies bestehen zum Großteil aus Früchten. Ersetzt du Lebensmittel mit viel Glukose durch Smoothies, die viel Fruktose beinhalten, kannst du Heißhungerattacken vermeiden und deinen Blutzuckerspiegel auf einem konstanten Niveau halten. Dadurch kannst du ein Hungergefühl vermeiden und fühlst dich länger gesättigt.

Zudem enthalten Smoothies viele Ballaststoffe. Dies sind unverdauliche Nahrungsbestandteile, meistens Vielfachzucker, die zahlreich in Obst und Gemüse vorkommen. Ballaststoffe verlangsamen die Aufspaltung von langen Zuckerketten in Glukose und wirken sich damit positiv auf den Blutzuckerspiegel aus. Lebensmittel mit vielen Ballaststoffen sorgen also ebenfalls für ein langes Sättigungsgefühl.

Hungerstoffwechsel unbedingt vermeiden

Es ist auch unbedingt darauf zu achten, dass das Kaloriendefizit nicht zu groß ist. Nehmen wir an, du brauchst täglich 2000 kcal und ernährst dich den ganzen Tag nur von Smoothies. Dann nimmst du vielleicht 1000 kcal zu dir und bist trotzdem den ganzen Tag über gesättigt. Trotzdem ist das Defizit viel zu groß und dein Körper wird nach einigen Tagen auf Katabolismus umstellen. Dabei verringert sich der Grundumsatz und der Stoffwechsel verlangsamt sich. Der Körper baut Muskelgewebe und Neutralfette ab, um daraus Energie gewinnen zu können.

Zudem kommt es bei einer verminderten Nahrungsaufnahme zur Hungeradaption. Körpertemperatur, Blutdruck und Herzfrequenz sinken. Es wird vermehrt das Stresshormon Adrenalin ausgeschüttet und der Glukoseverbrauch des Gehirns verringert sich auf bis zu 30% des Ausgangswerts. Nach einiger Zeit können Mangelerscheinungen und Krankheiten auftreten, im schlimmsten Fall kann es sogar zum Tode führen (wobei das eher bei einem Hungerstreik und ähnlichen Fällen vorkommt).

Durch den gesunkenen Grundumsatz und die Hungeradaption kommt es bei einer Mangelernährung nicht mehr zum Kaloriendefizit – wird die Ernährung wieder auf ein normales Niveau gebracht, kommt es also sehr schnell zu einem Kalorienüberschuss und damit zum Jo-Jo-Effekt.

Bei einem zu großen Kaloriendefizit kannst du übers Ziel hinausschießen und letztlich genau das Gegenteil vom gesunden Abnehmen erreichen. Um langfristig erfolgreich abzunehmen solltest du ein Defizit von 200 kcal bis 300 kcal täglich anstreben.

Umstellen statt hungern

Anstatt also auf zuckerhaltige bzw. glukosehaltige Lebensmittel zu verzichten und dauernd mit leeren Magen rumzulaufen, solltest du diese Nahrungsmittel lieber durch Smoothies ersetzen.

Ein Smoothie sättigt lange, liefert viele wertvolle Vitamine, Ballaststoffe, Mineralien, Spurenelemente, Fette – generell für deinen Körper wichtige Nährstoffe. Zudem hat ein Smoothie 200 kcal bis 500 kcal pro Portion, je nachdem welche Zutaten verwendet werden. Durch die insulinunabhängige Verstoffwechselung der

Fruktose bleibt dein Blutzuckerspiegel auf einem konstanten Niveau, Smoothies sind sehr lecker und einfach herzustellen.

Ein typisches deutsches Frühstück sieht zum Beispiel so aus:

- Kaffee mit Zucker und Milch – 30 kcal
- Becher Joghurt – 250 kcal
- 2 Scheiben Brot – 200 kcal
- Marmelade oder Nuss-Nougat-Aufstrich – 100 kcal
- Schokobrötchen – 200 kcal

Das sind etwa knapp 800 kcal. Ersetzt du dein Frühstück durch einen 500ml Smoothie mit 300 – 500 Kalorien kannst du problemlos 300 bis 500 Kalorien einsparen – ohne hungern zu müssen und ohne mit einem leeren Magen zur Arbeit gehen zu müssen! Ein Smoothie sättigt lange und liefert bereits am Morgen einen richtigen Energiekick. Wenn du morgens nicht auf deine tägliche Dosis Koffein verzichten kannst, dann kannst du deinem Smoothie einfach etwas Matchapulver hinzufügen.

Abnehmen an sich ist nicht schwer und eigentlich ganz einfach umzusetzen – du musst nur wissen an welchen Schrauben du drehen musst. Um ein Kilogramm Fett zu verbrennen musst du insgesamt 7000 kcal verbrennen oder einsparen. Sparst du beispielsweise täglich beim Frühstück bereits 500 kcal ein, ergibt das 3500 kcal pro Woche und damit verlierst du ein halbes Kilogramm Fett. In Kombination mit zwei bis drei Einheiten Sport pro Woche kommst du schnell auf die 7000 kcal um ein Kilogramm Fett zu verlieren.

Du siehst also, abnehmen besteht aus ein bisschen rechnen und dem grundlegenden Verständnis dafür, wie unser Körper funktioniert. Es gibt keine Wunderpillen, Geheimwaffen oder Abnehmwunder. Du musst auch nicht Ernährungswissenschaften oder Lebensmittelchemie studieren. Es reicht das Prinzip des Kaloriendefizits verstanden zu haben und zu wissen, wie man langfristig gesund und ohne Jo-Jo-Effekt abnimmt.

Welche Vorteile bieten Smoothies?

Jetzt weißt du wie das Abnehmen funktioniert und wie du mit Smoothies abnehmen kannst. Bleibt zu klären, welche weiteren Vorteile Smoothies mit sich bringen.

Smoothies sind sehr schnell zubereitet und erfordern wirklich kein Kochtalent. Alle Zutaten in den Mixer schmeißen und ordentlich durchmixen. In wenigen Minuten kannst du somit eine ganze Mahlzeit ersetzen. Zudem lassen sich Smoothies sehr gut in Glas- oder Plastikflaschen zur Schule, Universität oder Arbeit transportieren – also perfekt für unterwegs und für einen stressigen Alltag. Solltest du keine Zeit haben, um dir in deiner Mittagspause etwas vom Bäcker, Restaurant oder Fastfood-Geschäft zu holen, ist ein Smoothie die perfekte Lösung. Du kannst ihn schon zu Hause vorbereiten oder direkt im Büro mixen, falls ein Mixer vorhanden ist.

Ein halber Liter Smoothie ersetzt eine Hauptmahlzeit, hält lange satt und versorgt deinen Körper mit viel Energie und allen wichtigen Nährstoffen. Weiterhin nimmst du problemlos die empfohlenen fünf Portionen Obst/Gemüse zu dir. Wenn wir ehrlich sind: fast niemand von uns schafft es jeden Tag mehrere Portionen Obst oder Gemüse zu essen, weil es einfach zu aufwendig ist, oft nicht besonders schmeckt und wir es schnell vergessen.

Die zahlreichen Ballaststoffe verbessern deine Verdauung, helfen deiner Darmflora und halten deinen Blutzuckerspiegel konstant. Smoothies enthalten zahlreiche Mikronährstoffe wie Vitamine, Mineralstoffe, Spurenelemente und sekundäre Pflanzenstoffe. Diese sind für deinen Stoffwechselprozess extrem wichtig und sorgen für eine reibungslose Funktion deines Körpers. Mikronährstoffe regulieren beispielsweise deinen Wasserhaushalt oder die Bildung vom Blut. Da dein Körper Mikronährstoffe nicht selbst herstellen kann, ist er auf die Zufuhr von Außerhalb angewiesen. Gemüse und Obst sind einige der besten Lieferanten für Mikronährstoffe.

Smoothies ermöglichen es dir diese in kurzer Zeit und ohne viel Aufwand zu „beschaffen".

Makronährstoffe sind ebenfalls äußerst wichtig für deinen Körper. Kohlenhydrate, Fette und Proteine zählen zu den Makronährstoffen. Sie dienen dem Körper als Energielieferant und zum Beispiel als Bausteine zum Aufbau von Muskel- und Bindegewebe. Je nach Smoothie sind viele gesunde Fette enthalten, die aus Nüssen oder Avocados stammen. Nüsse, Chia Samen und andere Samen enthalten zudem viele Proteine. Ein Smoothie liefert also bereits genug Mikro- und Makronährstoffe.

Was beim Mixen beachten? Worauf beim Mixer achten?

Prinzipiell kannst du nicht viel falsch machen beim Zubereiten von Smoothies. Jedoch gibt es einige Dinge, die du beachten solltest.

Bio ist besser

Bio Obst und Gemüse ist gespritztem Obst/Gemüse vorzuziehen. Wenn du die Schale mitverarbeiten möchtest, dann willst du keine Pestizide und Giftstoffe im Smoothie haben oder? Natürlich kannst du dein Gemüse schälen. Jedoch befinden sich in der Schale sehr viele Mikronährstoffe, die beim Schälen verloren gehen.

Immer gut waschen

Es ist ratsam die Zutaten vor dem Mixen gründlich zu waschen. Schließlich willst du keinen Dreck und auch keine Gift- oder Pestizidrückstände in deinem Smoothie. Dafür sollte das Wasser überwiegend kochend sein, abgesehen von Beeren, da ansonsten die Struktur zerstört wird.

An deinen Mixer anpassen

Je nach Leistungsfähigkeit deines Mixers solltest du die Zutaten in kleine Stücke schneiden und vorher entkernen. Unser erster Mixer konnte beispielsweise gefrorenen Spinat nicht zerkleinern, mit Kräutern und Gemüse wie Möhren hatte er ebenfalls Probleme – die Leistung hat einfach nicht gereicht. Einen Avocadokern hätte er im Leben nicht zerkleinert. Jetzt haben wir einen professionellen Mixer, der knapp 1000€ gekostet hat und dieser schafft problemlos Avocadokerne und alle anderen Zutaten.

30.000 Umdrehungen sind ratsam

In Pflanzengrün ist besonders viel Chlorophyll vorhanden. Chlorophyll wird auch als grünes Sonnenlicht bezeichnet und verleiht Pflanzen ihre grüne Farbe. Chlorophyll hat zahlreiche positive Wirkungen auf unser Blut und damit auf unsere Gesundheit. Chlorophyll unterstützt die Entgiftung, fördert die Regeneration bei Strahlenschäden, verbessert die Wundheilung, behebt Eisenmangel, schützt vor zahlreichen Krankheiten wie Diabetes, kann den Muskelaufbau verbessern und so weiter.

Das Problem: Chlorophyll ist in Zellen eingeschlossen und von Zellwänden geschützt. Um an daran zu kommen, müssen diese Zellwände erst aufgebrochen werden. Du kannst die Zellwände aufbrechen, indem du 50 Mal kaust bevor du schluckst oder einen Hochleistungsmixer mit 30.000 Umdrehungen verwendest. Dieser kann das Chlorophyll ideal aus den Pflanzenfasern „brechen" und deinem Körper zur Verfügung stellen.

BPA freie Behälter verwenden

BPA ist ein hormoneller Schadstoff und kommt in den Mixbehältern von Mixern vor. Dieser Substanz wird nachgesagt, einen negativen Einfluss auf deine Gesundheit zu haben. Deshalb solltest du beim Kauf eines Mixer darauf achten, dass der Behälter BPA frei ist. Glasbehälter haben dieses Problem nicht, da BPA nur in Plastik vorkommt. Tritan ist ein sehr robustes und widerstandsfähiges Plastik, welches komplett ohne BPA auskommt und von vielen Herstellern verwendet wird.

Hinweise zu den Rezepten

Bevor es mit den 111 Smoothie Rezepten weitergeht, noch einige Hinweise.

Keine Fotos zu den einzelnen Rezepten?

Bevor es Kritik hagelt, weil es keine Bilder zu den einzelnen Rezepten gibt, eine kurze Erklärung weshalb dies so ist. Kochbücher kennt man eigentlich nur mit Bildern. Bilder kosten Geld, treiben die Druckkosten in die Höhe und verbrauchen viel Platz. Das treibt den Preis des Kochbuchs in die Höhe und so muss der Kunde schnell 20€ oder mehr bezahlen. Die Fotos dienen als Anregung, das Auge isst schließlich mit. Doch leider sehen die wenigsten Smoothies so aus wie auf den Bildern - diese wurden schließlich aufwendig präpariert und bearbeitet.

Zudem werden teure Kochbücher erfahrungsgemäß eher selten verwendet, da sie uns zu schade sind. Sie könnten ja dreckig werden oder anderweitig verunstaltet werden in der Küche. Mit ausgedruckten Rezepten kochen wir dagegen gerne, da ist es uns fast egal, ob sie dreckig werden, einreißen oder zerknicken. Diese nehmen zudem wenig Platz in der Küche weg und sind sehr handlich.

Dieses Smoothie Rezeptbuch kommt ohne Bilder aus - das spart enorm viel Platz, Papier, Druckosten und somit sparst auch du viel Geld. Dieses Buch ist sehr handlich, es ist einem nicht zu schade, um benutzt zu werden und es kostet keine 10€ (inklusive Versand!). Alle Rezepte sind unmissverständlich dargestellt und du kannst wirklich nichts falsch machen, wenn du die Smoothies selbst zubereitest.

Nährwertangaben können variieren

Die Nährwertangaben können variieren, denn unterschiedliche Hersteller geben unterschiedliche Nährwertangaben an. Zudem handelt es sich um Obst, Gemüse, Nüsse, Samen und andere Naturprodukte – Abweichungen sind also normal.

WICHTIG: die Nährwertangaben beziehen sich auf die komplette Zutatenliste und nicht auf eine Portion! Also nicht wundern wenn ein Smoothie auf den ersten Blick 150g Kohlenhydrate hat. Auf eine einzelne Portion (250 ml) runtergerechnet relativiert sich die Menge der Nährstoffe.

Rezepte

Grapefruit-Agave

KH 70g | EW 20g | F 23g

Zutaten

- 1 rosa Grapefruit
- 1 Zitrone
- 250g gemischte Beeren
- 200g fettarmen Joghurt
- 2 TL Leinöl
- 4 TL Hefeflocken
- 2 TL Agavendicksaft
- Zimt

Wirkung

- Dieser Smoothie fördert die Verdauung und ist entzündungshemmend. Außerdem enthält er Omega-3-Fettsäuren zur Vorbeugung eines hohen Cholesterinspiegels.

Apfel-Feldsalat

KH 67g | EW 5g | F 2g

Zutaten

- 1 Banane
- 2 Äpfel
- ½ Feldsalat
- 2 Handvoll Babyspinat
- 500ml Wasser

Wirkung

- Dieser Smoothie ist reich an Vitaminen und stärkt die Muskulatur. Er enthält viele wertvolle Mineralstoffe wie Kalium und Magnesium.

Apfel-Fenchel

KH 80g | EW 5g | F 2g

Zutaten

- 1 Apfel
- 1 kleine Fenchelknolle
- 1 Birne
- 2 Feigen (getrocknet)
- 5g frischen Ingwer
- 1 Handvoll Kresse

Wirkung

- Dieser Smoothie ist durch den Fenchel sehr sanft. Außerdem ist in der Birne Jod enthalten, sodass dieser Smoothie den Stoffwechsel anregt. Darüber hinaus unterstützt der Smoothie beim Abbau von Schadstoffen.

Ananas-Romanasalat

KH 69g | EW4 g | F 1g

Zutaten

- ½ Ananas
- ½ Zitrone
- 40g Brokkoli-Sprossen
- 40g Romanasalat
- 350ml Wasser
- Cayennepfeffer

Wirkung

- Dieser Smoothie regt die Verdauung an und ist reich an wichtigen Vitalstoffen. Unter anderem enthält er Calcium, Magnesium, Zink und Eisen.

Erdbeer-Rhabarber

KH 53g | EW 22g | F 8g

Zutaten

- 100g Erdbeeren
- 100ml Rhabarbersaft
- 200g Naturjoghurt
- 50g Haferkleie
- Zimt

Wirkung

- Dieser Smoothie fördert die Verdauung und enthält viele Antioxidantien wie Natrium, Calcium und Selen. Haferkleie sind reich an Ballaststoffen und verlangsamen die Zuckeraufnahme.

Rote-Bete-Pak-Choi

KH 56g | EW 7g | F 1g

Zutaten

- 1 kleiner Pak-Choi
- 1 Rote Bete Knolle
- 1 Möhre
- 1 Apfel
- 5g Ingwer
- 1 Orange

Wirkung

- Dieser Smoothie regt den Stoffwechsel an. Außerdem wirkt der Smoothie entzündungshemmend und ist reich an Betain. Durch die vielen Vitamine, die verdauungsfördernden Ballaststoffe und das Gingerol des Ingwers ist dieser Smoothie in vielerlei Hinsicht eine Wohltat für den Körper.

Zitrone-Bärlauch

KH 41g | EW 12g | F 2g

Zutaten

- 100g Bärlauch
- 50g Eichblattsalat
- 1 Fenchelknolle
- ½ Salatgurke
- ½ Zitrone
- 400ml Wasser

Wirkung

- Dieser Smoothie stärkt das Immunsystem durch Vitamine wie A,C,B6 und B1. Er ist verdauungsfördernd und bietet einen optimalen Start in den Tag.

Rote-Beete-Honig

KH 122g | EW 8g | F 1g

Zutaten

- 200g Rote Bete (vorgegart)
- 250ml Orangensaft
- ½ Ananas
- 1 Zitrone
- 3 EL Honig

Wirkung

- Dieser Smoothie ist reich an Kalium und Magnesium und ist entzündungshemmend. Durch den Großteil an Mineralstoffen wie Jod und Calcium wirkt dieser Smoothie positiv bei Stress.

Maracuja-Joghurt

KH 51g | EW 6g | F 1g

Zutaten

- 250ml Maracujasaft
- 100g Joghurt
- 50g Gurke
- 2 EL Agavensirup
- 1 EL Limettensaft
- 1 EL Hafer-Schmelzflocken

Wirkung

- Dieser Smoothie kann durch Vitamin B6 eine positive Wirkung auf das Herz-Kreislauf-System haben. Außerdem ist er reich an Antioxidantien und gut für das Gehirn.

Petersilie-Mango

KH 58g | EW 4g | F 1g

Zutaten

- ½ Bund Petersilie
- ½ Mango
- 1 Orange
- 3 Datteln (getrocknet)

Wirkung

- Dieser Smoothie enthält sehr viel Eisen und Vitamin C. Dadurch wird der Cholesterinspiegel gesenkt und die Nierenfunktionen unterstützt.

Brombeer-Banane

KH 67g | EW 8g | F 1g

Zutaten

- 1 kleine Banane
- 2 Tassen Brombeeren
- ½ Tasse Kokosmilch
- 100g fettarmer Joghurt
- 1 EL Honig
- 1 Zitrone

Wirkung

- Dieser Smoothie ist reich an Vitaminen wie A,B und C. Des Weiteren ist er reich an Mangan, Magnesium und Zink. Er ist entzündungshemmend und durch das Tryptophan der Banane kann Stress reduziert werden.

Himbeer-Buttermilch

KH 145g | EW 13g | F 4g

Zutaten

- 100g Himbeeren
- 1 Orange
- 1 Kiwi
- ½ Ananas
- 1 Apfel
- ½ Banane
- 25g Feldsalat
- Petersilie
- 150ml Buttermilch

Wirkung

- Dieser Smoothie ist reich an Vitamin C und K, hat viele Ballaststoffe und Antioxidantien.

Spinat-Ingwer

KH 46g | EW 7g | F 5g

Zutaten

- 2 Hände voll Babyspinat
- 1 Banane
- 100g Mandelmilch
- 50g Ananas
- 5g Ingwer
- 1 TL Chia Samen

Wirkung

- Dieser Smoothie wirkt entwässernd und kann Heißhungerattacken reduzieren. Außerdem wirkt er entschlackend und schmerzstillend.

Buttermilch-Haferflocken

KH 147g | EW 43g | F 44g

Zutaten

- 500g gekühlter Kefir
- 500ml Buttermilch
- 1 rote Chilischote
- 6 EL Instant- Haferflocken
- ½ Banane
- ½ Ananas

Wirkung

- Dieser Smoothie enthält viele Antioxidantien und Vitamine. Dabei ist er verdauungsfördernd und unterstützt das Immunsystem.

Brombeer-Vanille

KH 15g | EW 25g | F 1g

Zutaten

- 50g Brombeeren
- 100ml Kokosmilch
- 30g Vanilleeiweißpulver
- ½ TL Zimt
- ½ TL Vanilleextrakt

Wirkung

- Dieser Smoothie ist reich an Eiweiß und ein Energielieferant. Dabei wird das Fett der Kokosmilch nur selten ins Fettgewebe eingelagert und kann somit beim Abnehmen helfen.

Apfel-Melone

KH 67g | EW 3g | F 1g

Zutaten

- 1 Apfel
- 1 Grapefruit
- 250g Galiamelone
- 250ml Kokosdrink
- ¼ Bund Minze

Wirkung

- Dieser Smoothie ist reich an Antioxidantien, Vitamin A und C, Calcium und Magnesium. Die enthaltenen Entgiftungsenzyme und die leicht abführende Wirkung können dabei helfen abzunehmen und den Körper zu entgiften.

Erdbeer-Banane

KH 160g | EW 16g | F 9g

Zutaten

- 3 Bananen
- 150g Erdbeeren
- 125g Himbeeren
- 200ml Buttermilch
- 1 EL Leinsamen
- 1 Päckchen Vanillin-Zucker

Wirkung

- Dieser Smoothie ist verdauungsanregend, enthält viel Kalium und andere wichtige Vitamine wie A-C, Biotin und noch viele weitere wichtige Vitamine für alle Körperfunktionen.

Mango-Limette

KH 71g | EW 7g | F 3g

Zutaten

- 150g Vanillejoghurt
- 1 Mango
- Saft einer Limette
- 1 EL Honig/Agavendicksaft

Wirkung

- Dieser Smoothie ist aufgrund der enthaltenden Vitamine wie B, E und Folsäure gut für das Immunsystem und kann bei Stress helfen. Beta-Carotin hilft bei der Zellerneuerung.

Karotte-Kokos

KH 26g | EW 4g | F 10g

Zutaten

- 2 EL Kokosmilch
- 3 EL Kokosraspel
- 3 EL Vollmilchjoghurt
- 200ml Karottensaft

Wirkung

- Dieser Smoothie hilft durch die löslichen und unlöslichen Ballaststoffe bei der Verdauung. Außerdem ist er gut für das Herz-Kreislauf-System.

Kakao-Avocado

KH 43g | EW 7g | F 43g

Zutaten

- 50g Erdbeeren
- 1 Avocado
- 1 EL rohes Kakaopulver
- 150ml Mandelmilch
- ½ TL Vanille
- 1 EL Honig

Wirkung

- Dieser Smoothie hilft bei der Vitaminaufnahme. Er ist reich an Vitamin A, E und Biotin. Außerdem ist er entzündungshemmend und durch das Kakaopulver ist dieser Smoothie ein optimaler Wachmacher.

Beere-Kakao

KH 57g | EW 6g | F 5g

Zutaten

- 250g gemischte Beeren
- 1 Banane
- 250g Mandelmilch
- 1 EL Kakaopulver (roh)

Wirkung

- Dieser Smoothie enthält viele Antioxidantien, Magnesium und Eisen. Durch das rohe Kakaopulver ist er ein echter Wachmacher. Durch das enthaltende Vitamin B12 stärkt dieser Smoothie auch die Haare und Nägel.

Hüttenkäse-Zimt

KH 28g | EW 25g | F 15g

Zutaten

- 125g Hüttenkäse
- ½ Banane
- 1 EL Proteinpulver
- ½ TL Vanilleextrakt
- 1 TL Zimt
- ½ TL Muskat
- 2 EL gehackte Wallnüsse
- 120ml Mandelmilch

Wirkung

- Dieser Smoothie steckt voller Energie. Er wirkt anregend und sättigend, ist reich an Eiweiß und hilft dabei das Bauchfett schmelzen zu lassen.

Erdnussbutter-Kokos

KH 12g | EW 30g | F 13g

Zutaten

- 100ml Kokosmilch
- 2 EL Erdnussbutter
- 30g Schokoladeneiweißpulver
- 1 EL rohes Kakaopulver
- ¼ TL Zimt

Wirkung

- Dieser Smoothie liefert viele Proteine und Ballaststoffe. Dabei ist er ein optimaler Energielieferant und hilft bei der Gewichtsreduktion.

Apfel-Mandel

KH 68g | EW 14g | F 24g

Zutaten

- 1 Apfel
- 1 Banane
- 5 Mandeln
- 175g griechischer Joghurt
- 120ml fettarme Milch
- ¼ TL Zimt

Wirkung

- Dieser Smoothie ist reich an Nähr- und Vitalstoffen wie Magnesium und Kupfer. Darüber hinaus stärkt das Vitamin B1 die Nerven und B2 versorgt die Zellen mit Energie.

Mandel-Brombeere

KH 40g | EW 7g | F 3g

Zutaten

- 1 Banane
- 1 Handvoll Brombeeren
- 1 EL Proteinpulver
- 230ml Mandelmilch

Wirkung

- Dieser Smoothie enthält viele Antioxidantien und Eiweiß. Durch die enthaltenden Ballaststoffe und ungesättigten Fettsäuren hilft er bei der Verdauung.

Papaya-Spinat

KH 64g | EW 5g | F 1g

Zutaten

- 1 Banane
- 1 Handvoll Papaya
- 1 Handvoll Ananas
- ¼ Gurke
- 230ml Kokoswasser
- 2 Hände voll Babyspinat

Wirkung

- Dieser Smoothie hilft bei einem Blähbauch. Er wirkt Stoffwechsel anregend. Außerdem wird der Darmträgheit vorgebeugt. Durch den hohen Anteil an Magnesium und Folsäure, können lebenswichtige Prozesse im Körper optimal unterstützt werden.

Blaubeer-Vanille

KH 39g | EW 34g | F 41g

Zutaten

- 50g Blaubeeren
- ½ Avocado
- ½ Banane
- 6 Wallnüsse
- 30g Vanilleeiweißpulver
- 50ml Wasser

Wirkung

- Dieser Smoothie ist reich an ungesättigten Fettsäuren wie Omega - 3. Durch einen hohen Eisen- und Eiweißanteil unterstützt er die Muskeln optimal. Außerdem hilft dieser Smoothie beim Entwässern und somit beim Abnehmen.

Birne-Zitrone

KH 39g | EW 5g | F 20g

Zutaten

- 1 Birne
- 50g Spinat
- 1 Handvoll Petersilie
- ½ Avocado
- ½ Zitrone

Wirkung

- Dieser Smoothie ist reich an Antioxidantien und sättigt langfristig. Durch das in der Petersilie enthaltende Chlorophyll wird das Blut gereinigt und dementsprechend der Körper entgiftet.

Kiwi-Gurke

KH 60g | EW 3g | F 1g

Zutaten

- 1 Kiwi
- ½ Salatgurke
- 80g Trauben (grün)
- 1 grüner Apfel
- Kresse
- ½ Bund Minze

Wirkung

- Dieser Smoothie enthält viel Zink, sodass die Regeneration der Zellen unterstützt wird. Er ist reich an Vitaminen und Nährstoffen wie Eisen und Calcium.

Heidelbeer-Grünkohl

KH 17g | EW 7g | F 19g

Zutaten

- 1 Handvoll Heidelbeeren
- 1 Handvoll Ananas
- 1 Handvoll Grünkohl
- 1 EL Mandelbutter
- 100g griechischer Joghurt

Wirkung

- Dieser Smoothie ist stoffwechselanregend und verdauungsbeschleunigend. Reich an Calcium zur Unterstützung der Knochen und an Ballaststoffen.

Himbeer-Zitrone

KH 7g | EW 105g | F 2g

Zutaten

- 50g Himbeeren
- 2 EL Zitronensaft
- 130g Eiweißpulver
- 1 EL Flachssamen (gemahlen)

Wirkung

- Dieser Smoothie ist reich an Vitamin C und Eiweiß. Darüber hinaus sind weitere Vitalstoffe wie Vitamin A, B und Biotin enthalten und er unterstützt die Verdauung.

Postelein-Kiwi

KH 64g | EW 4g | F 2g

Zutaten

- 1 Apfel
- 1 Banane
- 1 Handvoll Postelein
- 1 Kiwi
- ½ Bund Minze

Wirkung

- Dieser Smoothie enthält einen hohen Anteil an Omega-3-Fettsäuren, die stoffwechselaktivierend sind. Außerdem eine große Anzahl an Vitaminen und Mineralstoffen wie Eisen und Zink.

Beeren-Chia

KH 18g | EW 0g | F 3g

Zutaten

- 120ml Granatapfel-Saft
- 120ml Wasser
- 10g Chia Samen
- 1 Handvoll gemischte Beeren

Wirkung

- Dieser Smoothie ist reich an pflanzlichem Eiweiß und wirkt entzündungshemmend. Außerdem sind viele Antioxidantien und Vitamin C enthalten.

Ananas-Mango

KH 103g | EW 5g | F 1g

Zutaten

- ½ Ananas
- ¼ Limette
- ½ Mango
- 5g Ingwer
- 1 Orange
- Koriander

Wirkung

- Dieser Smoothie enthält viele Vitamine wie B und C und Mineralstoffe, wie Eisen und Magnesium. Darüber hinaus enthält der Smoothie viel Eiweiß. Die Verdauung wird angeregt und die Darmflora wird regeneriert.

Apfel-Zimt

KH 39g | EW 9g | F 10g

Zutaten

- 1 Apfel
- 4 Mandeln
- 230ml Kokoswasser
- 1 TL Zimt
- 1 TL Vanilleextrakt
- ½ EL Proteinpulver
- 1 EL Leinsamen

Wirkung

- Dieser Smoothie unterstützt die Verdauung und hilft bei der Fettverbrennung. Er enthält viele Proteine und Vitamine, um den Körper gut zu unterstützen.

Tofu-Erdnussbutter

KH 38g | EW 14g | F 12g

Zutaten

- ½ EL Erdnussbuttercreme
- 1 Banane
- 120ml Mandelmilch
- 110g Tofu

Wirkung

- Dieser Smoothie ist ein Energielieferant mit ordentlich Eiweiß darin. Das enthaltende Kalium hilft den Nieren und Knochen. Des Weiteren hilft er bei Sodbrennen und unterstützt die Verdauung.

Brokkoli-Mandel

KH 40g | EW 17g | F 26g

Zutaten

- 150g griechischer Joghurt
- 1 Handvoll Brokkoli
- 1 Handvoll Erdbeeren
- 8 Mandeln
- 30g Kichererbsen
- 180ml grünen Tee
- ¼ TL Zimt

Wirkung

- Dieser Smoothie regt den Stoffwechsel an und hilft bei der Fettverbrennung. Dabei ist er reich an Eiweiß und Zink. Durch den grünen Tee ist er ein echter Wachmacher.

Kiwi-Petersilie

KH 39g | EW 8g | F 40g

Zutaten

- 1 Kiwi
- 1 Handvoll Petersilie
- 1 Handvoll Spinat
- 1 Handvoll Minze
- 1 Avocado

Wirkung

- Dieser Smoothie stärkt das Immunsystem durch den hohen Vitamin C Anteil. Darüber hinaus sind viele Mineralstoffe enthalten wie Magnesium, Kalium und Schwefel.

Gojibeeren-Feldsalat

KH 54g | EW 6g | F 1g

Zutaten

- 1 Banane
- 100g Erdbeeren
- 1 Handvoll Feldsalat
- 1 Handvoll Gojibeeren

Wirkung

- Dieser Smoothie enthält viele Antioxidantien und Vitamine wie B und C. Dadurch wird das Immunsystem gestärkt. Außerdem unterstützt er beim Abnehmen und sorgt für eine ausgeglichene Darmflora.

Spinat-Joghurt

KH 40g | EW 9g | F 19g

Zutaten

- 175g griechischer Joghurt
- 1 Birne
- 2 Hände Babyspinat
- 15 grüne Trauben
- 2 EL Avocado
- 1-2 EL Limettensaft

Wirkung

- Dieser Smoothie ist reich an Vitamin A, welches gut für die Haut, Haare und Augen ist. Darüber hinaus viel Magnesium, Vitamin C und K. Außerdem hilft die Kombination beim Abnehmen und unterstützt die Verdauung.

Grapefruit-Sellerie

KH 31g | EW 4g | F 0g

Zutaten

- 2 rosa Grapefruits
- 2 Stangen Staudensellerie
- 1 Bund Petersilie
- 500ml Wasser

Wirkung

- Dieser Smoothie ist reich an Antioxidantien und schützt darüber hinaus den Magen. Außerdem hemmt er die Gewichtszunahme und enthält viele wichtige Vitamine und Nährstoffe.

Apfel-Kiwi

KH 110g | EW 6g | F 2g

Zutaten

- 2 große Kiwis
- 1 Salatgurke
- 2 grüne Äpfel
- 50g Feldsalat
- 1 Limette
- 2 EL Honig
- 2 Stiele Minze

Wirkung

- Dieser Smoothie ist reich an Vitaminen und entzündungshemmend. Durch den hohen Anteil an Vitamin C stärkt er das Immunsystem enorm.

Radieschen-Buttermilch

KH 37g | EW 21g | F 6g

Zutaten

- 500g Radieschen
- 500ml Buttermilch
- 2 EL Zitronensaft
- Paprika edelsüß
- Kresse
- Petersilie

Wirkung

- Dieser Smoothie unterstützt die Verdauung und beschleunigt den Stoffwechsel. Dabei ist er reich an Vitaminen wie A, B1,B2,B6, C und E, somit bekommt der Körper viele sehr wichtige Vitamine.

Birne-Spinat

KH 55g | EW 5g | F 4g

Zutaten

- 1 kleine Orange
- ½ Zitrone
- 1 EL Chia Samen
- 1 Birne
- ¼ Cantaloupe-Melone
- 1 Stange Staudensellerie
- 15g Radieschenblätter
- 1 Handvoll Spinat

Wirkung

- Dieser Smoothie enthält diverse Vitamine und Mineralstoffe. Durch die Kombination wird der Körper optimal versorgt und die Verdauung unterstützt.

Maracuja-Rucola

KH 173g | EW 11g | F 4g

Zutaten

- 750ml Maracujasaft
- 35g Ingwer
- 1 Mango
- 1 Bund Rucola

Wirkung

- Dieser Smoothie schützt durch die antioxidative Wirkung die Zellen und somit auch das Immunsystem. Er enthält viele Vitamine, wirkt dabei entwässernd und unterstützt die Verdauung.

Erdbeer-Haferflocken

KH 70g | EW 17g | F 19g

Zutaten

- 2 Hände voll Erdbeeren
- ½ Banane
- 85g fettarmer Vanillejoghurt
- 25g rohe Mandeln
- 50g Haferflocken
- 1 TL Ahornsirup

Wirkung

- Dieser Smoothie unterstützt optimal beim Abnehmen durch die enthaltenden ungesättigten Fettsäuren und dadurch, dass er sehr sättigend ist. Er bildet somit einen optimalen Start in den Tag.

Tomate-Romana

KH 36g | EW 11g | F 22g

Zutaten

- 4 Tomaten
- 2 Stangen Staudensellerie
- ½ Avocado
- 1 Handvoll Romanasalat
- 1 Handvoll Rucola
- 7 Stängel Thymian
- 3 Stängel Oregano

Wirkung

- Dieser herzhafte Smoothie enthält viele Mineralstoffe und Vitamine. Durch die ungesättigten Fettsäuren fördert er die Aufnahme und Verarbeitung dieser im Körper.

Brokkoli-Orange

KH 75g | EW 12g | F 2g

Zutaten

- 1 Möhre
- 2 Hände voll Spinat
- 1 Apfel
- 4 Brokkoliröschen
- 2 Orangen

Wirkung

- Dieser Smoothie stärkt die Knochen durch den Anteil an Calcium und Vitamin K. Der Säuregehalt des Körpers wird gesenkt. Durch den Vitamin C Gehalt wird das Immunsystem gestärkt.

Granatapfel-Orange

KH 208g | EW 16g | F 12g

Zutaten

- 100ml Orangensaft
- 70g Rosinen
- 2 Granatäpfel
- 250g Erdbeeren
- 4 TL Leinsamen
- 1 TL Honig

Wirkung

- Dieser Smoothie enthält viele Antioxidantien und unterstützt das Herz-Kreislauf-System. Durch die ungesättigten Fettsäuren können die Vitamine und Mineralstoffe optimal aufgenommen werden.

Avocado-Ingwer

KH 99g | EW 15g | F 87g

Zutaten

- 2 Avocados
- 2 Birnen
- 120g junger Spinat
- 20g Ingwer
- ½ Bund Minze
- 1 Zitrone
- 3 EL Chia Samen

Wirkung

- Dieser Smoothie regt die Verdauung an und wirkt desinfizierend. Durch die enthaltenden Nährstoffe wie Eisen und Natrium, werden die Muskeln unterstützt, ebenso die Zellbildung- und Atmung.

Ananas-Kokos

KH 155g | EW 14g | F 41g

Zutaten

- 500g Ananas
- 150g junger Spinat
- 2 Limetten
- 1 Avocado
- 1 Banane
- 280ml Kokoswasser

Wirkung

- Dieser Smoothie wirkt entwässernd und verdauungsanregend. Durch die ungesättigten Fettsäuren wird die Gewichtsreduktion optimal unterstützt und die wichtigen Nährstoffe können optimal vom Körper genutzt werden.

Pfirsich-Mangold

KH 46g | EW 7g | F 2g

Zutaten

- 2 Pfirsiche
- 100g Mangold
- 250g Salatgurke
- 1 Vanilleschote
- 150ml Mineralwasser

Wirkung

- Dieser Smoothie unterstützt die Verdauung und stärkt das Immunsystem. Der hohe Vitamin K Gehalt hilft den Muskeln bei der Regeneration.

Apfelmus-Matcha

KH 82g | EW 18g | F 17g

Zutaten

- 300g Apfelmus
- 400g Vollmilchjoghurt
- 5 EL Ahornsirup
- 1 EL Matchapulver
- Minze

Wirkung

- Dieser Smoothie ist ein richtiger Wachmacher. Das Calcium bindet Fettsäuren im Darm und unterstützt so die Verdauung. Das Eisen hilft dem Sauerstofftransport im Blut.

Aprikose-Ingwer

KH 126g | EW 12g | F 2g

Zutaten

- 500g Aprikosen
- 250g Rote Bete
- 5g Ingwer
- 50g Honig
- 250ml Möhrensaft
- 1 TL Rapsöl

Wirkung

- Dieser Smoothie regt den Kreislauf an und stärkt das Immunsystem. Außerdem wirkt er entzündungshemmend und ist durch das enthaltende Karotin gut für die Augen.

Salbei-Kiwi

KH 88g | EW 8g | F 4g

Zutaten

- 4 Kiwis
- 2 Äpfel
- 125g Babyspinat
- 4 Blatt Salbei
- 1 Stück Ingwer
- 500ml Wasser

Wirkung

- Dieser Smoothie enthält diverse Vitamine und Mineralstoffe. Darüber hinaus wird das Immunsystem gestärkt und er wirkt entzündungshemmend.

Maulbeer-Kokos

KH 66g | EW 7g | F 6g

Zutaten

- 1 EL Chia Samen
- 75g Maulbeeren (getrocknet)
- 2 Kiwis
- 150g Feldsalat
- 250ml Ananas-Kokos-Saft

Wirkung

- Dieser Smoothie enthält viel pflanzliches Eiweiß und hat einen hohen Anteil an Eisen. Dadurch wird der Stoffwechsel angeregt und die Verdauung unterstützt.

Ananas-Löwenzahn

KH 98g | EW 5g | F 1g

Zutaten

- ½ Ananas
- 2 Stangen Staudensellerie
- 1 Handvoll Löwenzahn
- 1 Banane
- 5g Ingwer

Wirkung

- Dieser Smoothie unterstützt die Organe, die an der Verdauung beteiligt sind. Darüber hinaus werden die Galle und die Leber unterstützt und er enthält viele Antioxidantien.

Kohl-Apfel

KH 72g | EW 4g | F 2g

Zutaten

- 2 Hände voll Spitzkohl
- 1 Handvoll Petersilie
- 1 Banane
- 2 Äpfel
- 1 Dattel (getrocknet)
- 5g Ingwer
- 1 Prise Vanille, Cayennepfeffer/Chili
- 2 TL Salz

Wirkung

- Dieser Smoothie ist reich an Vitaminen und sehr verdauungsfreundlich. Durch den hohen Anteil an Ascorbin und Vitamin C ist er optimal für das Immunsystem und die Zellen.

Grünkohl-Avocado

KH 79g | EW 9g | F 41g

Zutaten

- 2 Handvoll Grünkohl
- 4 Stangen Staudensellerie
- 1 Avocado
- ½ gelbe Paprika
- 3 Äpfel
- Saft ½ Zitrone

Wirkung

- Dieser Smoothie enthält jede Menge Vitamine, Mineral- und Ballaststoffe. Dadurch unterstützt er den Magen-Darm-Trakt und enthält viel pflanzliches Eiweiß.

Mangold-Mango

KH 119g | EW 5g | F 2g

Zutaten

- 4 Blätter Mangold
- 300g Mango (gefroren)
- 1 Banane
- 1 Maracuja
- 150ml Wasser
- 1 Bund Petersilie

Wirkung

- Dieser Smoothie ist reich an Vitaminen und ein richtiger Sattmacher. Er enthält viel Kalzium und unterstützt so die Zellerneuerung. Der hohe Vitamin C Gehalt unterstützt das Immunsystem.

Postelein-Orange

KH 44g | EW 3g | F 1g

Zutaten

- 2 Hände voll Postelein
- 1 Orange
- 1 Apfel
- 1 Dattel
- 5g Ingwer
- 1 Prise Zimt

Wirkung

- Dieser Smoothie wirkt entzündungshemmend und ist reich an Vitaminen und Spurenelementen. Außerdem regt er die Verdauung an und unterstützt das Immunsystem.

Sanddorn-Banane

KH 134g | EW 6g | F 3g

Zutaten

- 100ml Sanddornsaft
- 2 EL Hagebuttenpulver
- 2 Bananen
- 1 Apfel
- 1 Orange
- 2 Datteln
- 600ml Wasser

Wirkung

- Dieser Smoothie stärkt die Abwehrkräfte durch einen hohen Vitamin C Gehalt. Dabei gibt er einen echten Energieschub. Er wirkt entzündungshemmend und verbessert die Verdauung.

Banane-Hafer

KH 159g | EW 20g | F 4g

Zutaten

- 600ml Holundersaft
- 300g Himbeeren
- 2 Bananen
- 2 EL Zitronensaft
- 2 EL Hafer
- 2 TL Agavendicksaft

Wirkung

- Dieser Smoothie enthält viele Antioxidantien wodurch die Körperzellwände stabilisiert werden. Das Immunsystem wird gestärkt und man selbst gesättigt.

Mandelmilch-Pfirsich

KH 67g | EW 7g | F 6g

Zutaten

- 4 Pfirsiche
- 400ml Mandelmilch
- 2 Datteln
- 1 Prise Zimt

Wirkung

- Dieser Smoothie schützt die Zellen und ist voll von Nähr- und Mineralstoffen wie Kupfer, Kalzium und Magnesium. Die ungesättigten Fettsäuren helfen bei der Aufnahme dieser. Außerdem hilft er bei der Verdauung.

Limette-Zitrone

KH 161g | EW 10g | F 3g

Zutaten

- 1 Grapefruit
- 1 Banane
- ½ Orange
- 1 Limette
- 1 Zitrone
- 500g grüne Trauben

Wirkung

- Dieser Smoothie ist reich an Vitamin C und somit der Treibstoff für das Immunsystem. Außerdem schützt er die Zellen und beugt Beschwerden vor.

Wasabi-Gurke

KH 28g | EW 10g | F 1g

Zutaten

- 1 Salatgurke
- 1 TL Wasabi
- 5g Ingwer
- 1 Bund Koriander
- 150g Joghurt
- 1 Zitrone
- (4 Stangen Zitronengras)

Wirkung

- Dieser Smoothie regt die Verdauung an und wirkt antibakteriell. Außerdem erhöht er die Anzahl der Abwehrzellen, stärkt dementsprechend das Immunsystem.

Kokos-Chia

KH 129g | EW 9g | F 9g

Zutaten

- 1 Banane
- 2 Kiwis
- 200g Ananas
- 60g Spinat
- 1 Limette
- 100ml Kokosmilch
- 2 TL Chia Samen
- 3 TL Kokosraspeln

Wirkung

- Dieser Smoothie ist reich an ungesättigten Fettsäuren und hilft dem Herz-Kreislauf-System. Die Muskeln werden bei der Regeneration unterstützt und das Vitamin C hilft bei der Zellerneuerung.

Gojibeeren-Mango

KH 62g | EW 5g | F 2g

Zutaten

- 1 Mango
- 2 EL Gojibeeren (getrocknet)
- 100ml Wasser
- 75ml Apfelsaft
- 1 Limette

Wirkung

- Dieser Smoothie ist reich an Eisen und Vitamin C. Dadurch wird das Immunsystem gestärkt. Die enthaltenden Spurenelemente und Mineralstoffe wie Eisen und Magnesium helfen bei der Regeneration des Körpers.

Mandelmus-Acai

KH 39g | EW 7g | F 17g

Zutaten

- 1 Banane
- 1 EL Acaipulver
- 1 TL Mandelmus
- 250ml Wasser

Wirkung

- Dieser Smoothie hat einen hohen Proteingehalt. Darüber hinaus viele Vitamine und Folsäure. Außerdem wirkt er entschlackend und fördert die Verdauung.

Beeren-Reismilch

KH 86g | EW 33g | F 10g

Zutaten

- 200ml Reismilch
- 40g Haferflocken
- 50g Quark
- 1 Banane
- 50g Beeren
- 10g Kakaopulver
- 20g Proteinpulver

Wirkung

- Dieser Smoothie ist reich an Eiweiß und Kalzium, sodass die Knochen optimal unterstützt werden. Zudem ist dieser Smoothie ein echter Wachmacher und Energielieferant.

Feige-Mangold

KH 87g | EW 8g | F 3g

Zutaten

- 100ml Wasser
- 1 Apfel
- 3 Feigen (getrocknet)
- 2 Kiwis
- 5 Mangoldblätter

Wirkung

- Dieser Smoothie reguliert den Stoffwechsel und hilft der Verdauung. Durch den Anteil an Magnesium wird die Zellerneuerung gefördert und die Folsäure ist gut für die Zellteilung und Blutbildung.

Walnuss-Orange

KH 28g | EW 8g | F 18g

Zutaten

- 20g Wallnüsse
- 2 EL Sanddornmus
- 75ml Orangensaft
- 150ml Kefir

Wirkung

- Dieser Smoothie enthält viele Omega-3-Fettsäuren und wirkt entzündungshemmend. Außerdem wirkt es sich positiv auf das Herz-Kreislauf-System aus. Das Vitamin C stärkt das Immunsystem.

Blaubeere-Basilikum

KH 46g | EW 15g | F 5g

Zutaten

- 150g Naturjoghurt
- 150ml Milch
- 60g Blaubeeren
- 8 Blätter Minze
- 5 Blätter Basilikum
- 2 EL Honig
- 2 EL Baobab-Pulver
- 1 Handvoll Babyspinat

Wirkung

- Dieser Smoothie ist durch viele Ballaststoffe verdauungsfördernd. Außerdem wirkt er entwässernd und enthält große Mengen an Vitamin A,B,C,E und Beta-Carotin.

Traube-Rosine

KH 153g | EW 11g | F 5g

Zutaten

- 1 EL Chia Samen
- 50g Rosinen
- 2 Orangen
- 180g Postelein
- 400ml Traubensaft

Wirkung

- Dieser Smoothie ist reich an Vitamin C und gibt viel Energie. Außerdem stärkt er das Nervensystem und schützt die Zellen. Des Weiteren hat er eine antibakterielle Wirkung.

Banane-Moringa

KH 74g | EW 11g | F 13g

Zutaten

- 1 Mango
- 1 Banane
- 1 EL Moringapulver
- 1 TL Spirulinapulver
- 1 EL Mandelmus
- 300ml Wasser

Wirkung

- Dieser Smoothie enthält viele Vitamine wie Vitamin B,C,E und Folsäure. Diese unterstützen das Immunsystem und schützen die Zellen vor negativen Folgen nach Stress.

Kopfsalat-Aprikose

KH 88g | EW 7g | F 3g

Zutaten

- ½ Kopfsalat
- 4 Aprikosen
- 2 Äpfel
- 1 Banane
- 1 Zweig Rosmarin

Wirkung

- Dieser Smoothie enthält diverse Vitamine und regt den Kreislauf an. Außerdem unterstützt er die Zellerneuerung und stärkt das Immunsystem.

Aronia-Kokos

KH 115g | EW 15g | F 14g

Zutaten

- 400ml Kokosmilch
- 250ml fettarme Milch
- 200g Aroniabeere
- 150g Heidelbeere
- 1 Limette
- 3 EL Honig

Wirkung

- Dieser Smoothie ist voller Antioxidantien und dementsprechend gesundheitsfördernd. Außerdem wirkt er entzündungshemmend und antibakteriell.

Wirsing-Ananas

KH 23g | EW 3g | F 1g

Zutaten

- 50g Wirsingblätter
- 50g Salatgurke
- 100g Ananas
- 5g Ingwer
- 50ml Orangensaft
- 1 Bund Basilikum

Wirkung

- Dieser Smoothie ist antibakteriell und wirkt durch die enthaltenden Senföle gegen Viren und Bakterien. Außerdem ist er reich an Calcium, Magnesium, Eisen, Jod und Zink. Dadurch sind die wichtigsten Nährstoffe abgedeckt.

Chili-Kohlrabi

KH 42g | EW 5g | F 3g

Zutaten

- 5 Kohlrabiblätter
- 2 Stangen Staudensellerie
- ½ rote Chilischote
- 2 Tomaten
- ½ Zitrone
- 2 Äpfel

Wirkung

- Dieser Smoothie ist voll mit Antioxidantien und entzündungshemmend. Außerdem sehr gut zur Unterstützung des Immunsystems und hilft gegen Heißhungerattacken, durch die appetitzügelnde Wirkung.

Rucola-Grüner-Tee

KH 114g | EW 7g | F 2g

Zutaten

- 200ml grüner Tee
- 1 Mango
- 2 Bananen
- 3 Handvoll Rucola
- 1 Limette
- Minze

Wirkung

- Dieser Smoothie ist reich an Kalium und unterstützt somit die Knochen. Außerdem ist er reich an Vitamin C und unterstützt das Immunsystem und ist darüber hinaus ein wirklicher Wachmacher.

Avocado-Melone

KH 81g | EW 22g | F 43g

Zutaten

- 1 Avocado
- ½ Honigmelone
- ½ Limette
- 200ml Milch
- 200g Joghurt
- 1 EL Honig

Wirkung

- Dieser Smoothie hilft dank des hohen Wassergehaltes optimal beim Entschlacken. Des Weiteren hilft er bei der Rehydrierung nach dem Sport. Er ist reich an Vitaminen, Mineralstoffen und Spurenelementen.

Papaya-Gurke

KH 46g | EW 4g | F 1g

Zutaten

- ½ Papaya
- ½ Orange
- ½ Gurke
- 1 Zitrone
- Grün 2er Möhren

Wirkung

- Dieser Smoothie enthält viel Vitamine wie A,B,C, E und Carotin. Außerdem wirkt er sich positiv auf den Margen-Darm-Trakt aus. Er regt die Verdauung an und die Ballaststoffe helfen einer gesunden Darmflora.

Rucola-Orange

KH 107g | EW 9g | F 5g

Zutaten

- 1 Banane
- 1 EL Chia Samen
- 1 Handvoll Rucola
- 5g Ingwer
- 3 Orangen
- 1 Zitrone

Wirkung

- Dieser Smoothie wirkt antibakteriell und kurbelt die Fettverbrennung an. Die Darmflora und das Immunsystem werden unterstützt, somit kann der Körper optimal arbeiten.

Avocado-Matcha

KH 98g | EW 14g | F 89g

Zutaten

- 2 Avocados
- 1 EL Kokosöl
- 1 TL Matchapulver
- 1 Banane
- 250ml Wasser
- 2 EL Honig/ Agavendicksaft

Wirkung

- Dieser Smoothie ist entzündungshemmend. Außerdem kann der Körper durch die enthaltenden ungesättigten Fettsäuren die Vitamine und Mineralstoffe sehr gut aufnehmen. Zudem ist dieser Smoothie ein echter Energiebringer.

Passionsfrucht-Spinat

KH 120g | EW 11g | F 3g

Zutaten

- 1 Handvoll Babyspinat
- 1 Passionsfrucht
- 2 Mangos
- 1 Handvoll Minze
- 250ml Wasser
- 2 TL Spirulinapulver

Wirkung

- Dieser Smoothie enthält viele Ballaststoffe und fördert somit de Verdauung. Außerdem verhindert er Heißhungerattacken, ist sehr proteinreich und voll von Antioxidantien.

Porree-Romana

KH 90g | EW 7g | F 2g

Zutaten

- 2 Romanasalatblätter
- 125g Feldsalat
- 1 Bund Petersilie
- 2 Bananen
- 1 Stück Porree
- 250ml Wasser
- 2 EL Agavendicksaft

Wirkung

- Dieser Smoothie regt die Nierentätigkeit an und hilft beim Entschlacken. Außerdem ist er verdauungsanregend und antibakteriell. Das Kalium hilft bei der Zellerneuerung.

Fenchel-Agave

KH 155g | EW 12g | F 41g

Zutaten

- 1 Ananas
- ½ Fenchelknolle
- 1 Avocado
- 1 Handvoll Babyspinat
- 1 Handvoll Minze
- 250ml Wasser
- 1 EL Agavendicksaft

Wirkung

- Dieser Smoothie ist reich an Jod, Magnesium, Zink und Calcium. Dadurch wirkt er entspannend und durch die ungesättigten Fettsäuren kann der Körper die Mineralstoffe und Vitamine optimal aufnehmen.

Birne-Ingwer

KH 47g | EW 3g | F 1g

Zutaten

- 1 Limette
- 1 Handvoll Spinat
- 1 Apfel
- 1 Birne
- 1 ½ Tassen Ingwer-Tee

Wirkung

- Dieser Smoothie enthält viele Antioxidantien und Vitamine. Er unterstützt das Immunsystem und wirkt entzündungshemmend.

Aprikose-Dill

KH 18g | EW 4g | F 1g

Zutaten

- ½ Gurke
- 10 Minz-,Basilikum,-Dillblätter
- 2 Aprikosen
- 1 Handvoll Rucola/Feldsalat
- 50ml Wasser

Wirkung

- Dieser Smoothie stärkt das Immunsystem und kurbelt den Kreislauf an. Außerdem hilft er dem Magen-Darm-Trakt und enthält Mineralstoffe wie Eisen und Magnesium.

Kokos-Erdbeere

KH 84g | EW 7g | F 30g

Zutaten

- 240ml Kokoswasser
- ½ Avocado
- 2 Stangen Sellerie
- 200g Erdbeeren
- 1 Rote Bete
- 1 Zitrone
- 1 EL Kokosöl
- 1 Apfel
- 2 TL Honig/Agavendicksaft

Wirkung

- Dieser Smoothie enthält viele ungesättigte Fettsäuren und durch das isotonische Kokoswasser ist der Smoothie perfekt nach körperlicher Betätigung, um den Körper optimal mit den wichtigen Mineralstoffen und Vitaminen zu versorgen.

Banane-Weizengras

KH 136g | EW 15g | F 42g

Zutaten

- 2 Bananen
- 1 Avocado
- 3 Hände voll Weizengras
- ½ Kopf Römersalat
- 1 Mango
- 250ml Wasser

Wirkung

- Dieser Smoothie unterstützt durch das Kalium die Regeneration der Muskeln. Die ungesättigten Fettsäuren unterstützten die Aufnahme der Mineralstoffe, sodass diese optimal umgesetzt werden können.

Mandel-Avocado

KH 115g | EW 25g | F 81g

Zutaten

- 1 Avocado
- 400ml Mandelmilch
- 1 TL Zimt
- 2 Bananen
- 1 TL Agavendicksaft/ Honig
- 1 EL Mandelmus
- 50g Mandeln

Wirkung

- Dieser Smoothie enthält viele ungesättigte Fettsäuren, die die Aufnahme der Vitamine unterstützen und somit bei der Verarbeitung und der Gewichtsreduktion helfen.

Apfel-Champignon

KH 39g | EW 4g | F 3g

Zutaten

- 2 große Champignons
- 1 Handvoll Blattspinat
- 2 Äpfel
- 3 Stängel Petersilie
- 6 Salbeiblätter
- 250ml Wasser

Wirkung

- Dieser Smoothie ist antibakteriell und hat eine heilende Wirkung. Er ist reich an Vitaminen und Mineralstoffen, die die Organfunktionen unterstützen.

Physalis-Multivitamin

KH 118g | EW 10g | F 8g

Zutaten

- 1 EL schwarzer Sesam
- 100g Physalis (getrocknet)
- 2 Äpfel
- 130g Feldsalat
- 1 Bund Petersilie
- 400ml Multivitaminsaft
- 1 Zitrone

Wirkung

- Dieser Smoothie enthält viele Vitamine und unterstützt die Verdauung durch die leicht abführende Wirkung. Er ist entzündungshemmend und hilft dem Körper bei der Beseitigung von Giftstoffen.

Johannisbeere-Petersilie

KH 113g | EW 6g | F 1g

Zutaten

- 1 EL schwarzer Sesam
- 1 Apfel
- 40g Papaya (getrocknet)
- 100g Feldsalat
- 20g Petersilie
- 50g Postelein
- 1 Zitrone
- 400ml Johannisbeerensaft

Wirkung

- Dieser Smoothie enthält viele Antioxidantien und wirkt antibakteriell. Außerdem viele Omega-3-Fettsäuren und hilft bei Vitamin-und Nährstoffmangel.

Mandarine-Apfel

KH 64g | EW 6g | F 5g

Zutaten

- 1 EL Chia Samen
- 400ml Mandarinensaft
- 1 Zitrone
- 140g Feldsalat
- 1 Apfel
- 1 TL Baobabpulver

Wirkung

- Dieser Smoothie unterstützt die Verdauung und die Fettverbrennung. Er stärkt das Immunsystem und die Zellerneuerung. Durch die Vielfalt an Vitaminen ist er eine Vitaminbombe für den ganzen Tag.

Sesam-Feldsalat

KH 96g | EW 8g | F 4g

+

Zutaten

- 130g Feldsalat
- 1 Zitrone
- 500ml Orangensaft
- 1 EL schwarzer Sesam
- 1 TL Acaipulver
- 1 Mango

Wirkung

- Dieser Smoothie ist reich an Vitamin A, C. und Folsäure. Außerdem unterstützt er die Verdauung, stärkt die Knochen und die Zähne.

Brokkoli-Sharonfrucht

KH 62g | EW 10g | F 4g

Zutaten

- 1 Handvoll Brokkoli
- 2 Champignons
- 1 Sharonfrucht
- 1 Banane
- 150ml Sojamilch

Wirkung

- Dieser Smoothie ist reich an Proteinen und Vitaminen. Er unterstützt die Knochen und wirkt entzündungshemmend.

Ingwer-Pflaume

KH 67g | EW 4g | F 1g

Zutaten

- 2 große Pflaumen
- 5g Ingwer
- 1 Handvoll Feldsalat
- 1 TL Zimt
- 1 Apfel
- 6 Datteln
- 250ml Wasser

Wirkung

- Dieser Smoothie enthält viele Ballaststoffe und hilft somit der Verdauung. Die enthaltenden Mineralstoffe wie Phosphor, Zink und Selen unterstützen die Körperfunktionen.

Stachelbeere-Zitrone

KH 81g | EW 16g | F 6g

Zutaten

- 375ml Buttermilch
- 300g Stachelbeeren
- Sambal Oelek
- Abrieb einer Zitrone
- 3 TL brauner Zucker

Wirkung

- Dieser Smoothie unterstützt die Verdauung und regt die Fettverbrennung an. Dabei ist er reich an Vitamin C und unterstützt somit das Immunsystem.

Spinat-Curry

KH 42g | EW 34g | F 3g

Zutaten

- 225g Blattspinat
- 600g fettarmen Joghurt
- 4 EL Milch
- 2 EL Rosinen
- 4 TL Curry
- Salz und Pfeffer

Wirkung

- Dieser Smoothie liefert eine große Portion Energie und schützt vor Heißhungerattacken. Außerdem wird die Verdauung unterstützt und die Gedächtnisfunktionen werden verbessert.

Weintrauben-Rotkohl

KH 27g | EW 1g | F 0g

Zutaten

- 1 Birne
- 1 Handvoll rote Weintrauben
- 2 Rotkohlblätter
- 1 EL Dinkel
- Saft einer Zitrone

Wirkung

- Dieser Smoothie enthält viele Mineralstoffe wie Chlorid, welches unter anderem den Wasserhaushalt steuert und die Bildung von Magensäure reguliert. Darüber hinaus Magnesium, welches die Verdauung unterstützt.

Gurke-Zimt

KH 50g | EW 3g | F 1g

Zutaten

- 1 Handvoll Blattspinat
- 1 Birne
- ½ Banane
- 1 Gurke
- Zimt

Wirkung

- Dieser Smoothie sättigt und unterbindet den Heißhunger. Die Vitamine und Mineralstoffe helfen dem Körper optimal bei dem täglichen Bedarf.

Himbeer-Passionsfrucht

KH 31g | EW 5g | F 8g

Zutaten

- 150g Himbeeren
- 300ml Mandelmilch
- 2 EL Haferflocken
- 1 Passionsfrucht
- 1 EL Mandeljoghurt
- 1 EL Acai Pulver

Wirkung

- Dieser Smoothie enthält viele Ballaststoffe, die somit gut für die Verdauung sind. Die enthaltenden Vitamine unterstützen die allgemeinen Körperfunktionen optimal.

Kefir-Johannisbeere

KH 58g | EW 15g | F 15g

Zutaten

- 150g schwarze Johannisbeeren
- 400ml Kefir
- 5 EL Johannisbeerensaft
- 1 EL Honig
- 200ml kohlensäurehaltiges Mineralwasser

Wirkung

- Dieser Smoothie ist entzündungshemmend. Dabei ist er reich an Ballaststoffen und unterstützt somit die Verdauung. Der hohe Vitamin C Gehalt unterstützt Immunsystem und Zellen.

Radieschen-Kresse

KH 14g | EW 7g | F 2g

Zutaten

- ¼ Bund Gartenkresse
- ½ Bund Radieschen
- 150ml Buttermilch
- ½ Zitrone
- ½ TL Paprikapulver

Wirkung

- Dieser Smoothie enthält sehr viel Eisen und Folsäure. Darüber hinaus enthält er Senföle, die die Verdauung anregen und vor Krankheiten schützen können.

Pflaume-Zimt

KH 16g | EW 4g | F 3g

Zutaten

- 2 getrocknete Pflaumen
- 100ml Dickmilch
- 100ml Mineralwasser
- 1 TL Zimt

Wirkung

- Dieser Smoothie wirkt entschlackend und unterstützt die Verdauung. Der Heißhunger wird gedämpft und er ist ein wirklicher Energielieferant.

Tomate-Soja

KH 8g | EW 5g | F 2g

Zutaten

- 2 Tomaten
- 100ml Soja-Drink
- 4 Stiele Basilikum
- Salz und Pfeffer

Wirkung

- Dieser Smoothie hilft durch das Kalium besonders gut bei der Verwertung von Kohlenhydraten und wirkt durch den hohen Wasseranteil entschlackend. Dabei ist er reich an Vitaminen.

Kefir-Sanddorn

KH 40g | EW 15g | F 14g

Zutaten

- 400ml Kefir
- 5 EL Sanddornvollfrucht
- 2 EL Agavendicksaft
- 2 EL Weizenkleie

Wirkung

- Dieser Smoothie unterstützt die Abwehrkräfte und erhöht die Leistungsfähigkeit. Außerdem enthält er viele Mineralstoffe wie Magnesium, Eisen und Zink.

Orange-Weintraube

KH 105g | EW 5g | F 6g

Zutaten

- 250ml Orangensaft
- 7 Karottengrün
- 1 Mango
- ½ Gurke
- 200g Weintrauben
- 1 TL Kokosöl
- 250ml Wasser
- 5g Ingwer

Wirkung

- Dieser Smoothie hilft bei der Entgiftung des Körpers und der Stärkung des Immunsystems. Dabei ist er reich an Wasser, sodass er entschlackt und die Verdauung unterstützt.

Sharonfrucht-Cashewnüsse

KH 72g | EW 11g | F 14g

Zutaten

- 1 Banane
- 1 Sharonfrucht
- 2 Champignons
- 1 Handvoll Babyspinat
- 3 EL Cashewnüsse
- 250ml Wasser

Wirkung

- Dieser Smoothie enthält viel Vitamin C zur Stärkung des Immunsystems. Außerdem unterstützt es den Aufbau des Bindegewebes und der Knochen. Die Muskel- und Nervenzellen werden durch das Kalium angeregt und unterstützt.

14 Tage Challenge

Unsere 14 Tage Challenge hat einen Sinn: deine Essgewohnheiten zu verändern. Essen ist meistens reine Gewohnheitssache. Morgens Kaffee und Semmel, Abends noch ein Bierchen oder eine Pizza – wir essen die meisten Dinge aus Gewohnheit.

Deshalb musst du deine Gewohnheiten ändern, wenn du langfristig abnehmen willst und deine Ernährung umstellen willst. Menschen sind Gewohnheitstiere und es dauert ca. drei Wochen bis wir neue Gewohnheiten übernehmen. Um dir das Abnehmen zu erleichtern haben wir die 14 Tage Challenge erstellt. Das Ziel ist es, 14 Tage lang jeden Tag einen Smoothie zu trinken bzw. eine Mahlzeit zu ersetzen. Hast du die ersten 14 Tage geschafft, sind die nächsten sieben Tage ein Kinderspiel. Wir haben es selbst ausprobiert und durchgezogen. Die ersten 14 Tage sind am Schwersten.

Halte dich an unserer 14 Tage Challenge und trinke jeden Tag einen anderen Smoothie oder nutze den 14 Tagesplan als Orientierung und suche dir selbst 14 Smoothies aus die du ausprobieren möchtest.

Viel Erfolg bei deiner Challenge!

Tag 1: Apfel-Feldsalat Smoothie

Tag 2: Brombeer-Vanille Smoothie

Tag 3: Spinat-Inger Smoothie

Tag 4: Kakao-Avocado Smoothie

Tag 5: Kiwi-Gurke Smoothie

Tag 6: Birne-Spinat Smoothie

Tag 7: Grünkohl-Avocado Smoothie

Tag 8: Kokos-Chia Smoothie

Tag 9: Blaubeere-Basilikum Smoothie

Tag 10: Rucola-Grüner-Tee Smoothie

Tag 11: Kokos-Erdbeere Smoothie

Tag 12: Mandel-Avocado Smoothie

Tag 13: Gurke-Zimt Smoothie

Tag 14: Orange-Weintraube-Smoothie

Schlusswort

Wir bedanken uns bei dir, dass du dieses Rezeptbuch gekauft hast und wir sind uns sicher, dass es dir beim Abnehmen helfen wird. Abnehmen beginnt im Kopf und von dort aus kann es dein ganzes Leben verändern. Mithilfe unserer Rezepte wird es dir gelingen Freude an gesunder Ernährung zu bekommen und spielend leicht einen gesünderen Lebensstil führen zu können. Verschiebe es nicht erst auf Morgen, die nächste Woche oder den nächsten Monatsbeginn, starte JETZT! Starte jetzt und verändere so dein komplettes Leben! Abnehmen kann prinzipiell jeder, dementsprechend auch DU! Ein Smoothie am Tag wird dir beim Abnehmen helfen und es wird auch gar nicht so schwer sein, wie du immer gedacht hast. Es geht spielend leicht und kann doch so viel bewirken.

Lege mit der Umstellung auf einen Smoothie am Tag den Grundstein für etwas Großes, etwas was dein ganzes Leben positiv beeinflussen wird. Aus dieser kleinen Veränderung kann Großes resultieren. So kannst du es endlich schaffen den lästigen Kilos, die sich seit Jahren auf deinen Hüften angesammelt haben den Kampf anzusagen. Dein Wohlbefinden und deine Gesundheit werden sich erheblich verbessern und dir so ein ganz neues Lebensgefühl geben. Deine Ausstrahlung wird sich verbessern und die Menschen werden dieses positivere Bild von dir selbst bemerken. Es muss nicht immer mühsam und schwer sein, sodass man sich quälen muss. Manchmal kann es auch ganz leicht sein, es muss einem nur gezeigt und bewusst gemacht werden. Rufe dir nun also immer wieder ins Gedächtnis was du erreichen möchtest und warum du es tust. Nur so wirst du erfolgreich abnehmen können und das ganz ohne Qual. Schiebe es nicht länger vor dir her und zögere es hinaus, Augen zu und durch. Aller Anfang ist schwer, aber sobald der erste Schritt getan ist, kann es nur bergauf gehen und die Kilos werden schmelzen und schmelzen bis du dich in deinem eigenen Körper endlich wieder wohlfühlst. Starte jetzt und kreiere spielend leicht in einigen Wochen die beste Version von dir selbst!

Wenn dir unser Buch dabei geholfen hat, endlich deine Ziele zu verwirklichen dann berichte doch anderen Interessierten davon, indem du uns eine positive Rezension hinterlässt. Gerade bei Themen wie Abnehmen ist es sehr wichtig, die Erfahrungen und Resultate anderer Menschen zu sehen. So kannst du andere Menschen motivieren auch endlich damit zu beginnen, den Kilos den Kampf anzusagen und einen neuen Lebensabschnitt zu beginnen.

Viel Erfolg dabei!
Food Revolution

Kleiner Tipp

Lust auf noch mehr Unterstützung und Anregungen?
Dann ist hier unser Tipp für dich:

goo.gl/2bjf81

Schau es dir an und lass dich überzeugen. So kann dein erfolgreicher Weg starten! Die optimale Ergänzung zur neuen Low Carb Ernährung.

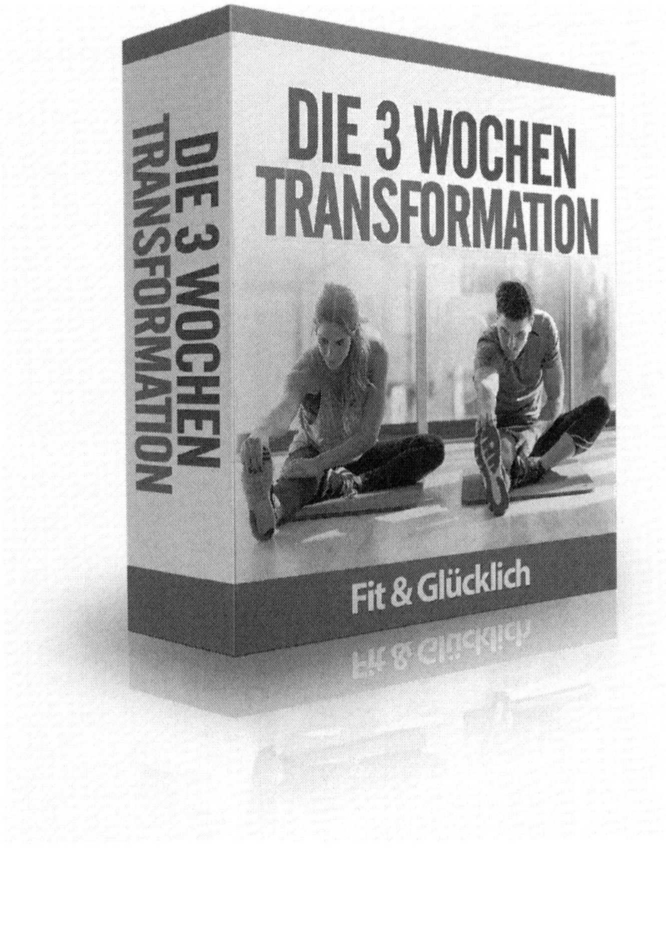

Rechtliches

Haftungsausschluss
Die Benutzung dieses Buches und die Umsetzung der darin enthaltenen Informationen erfolgt ausdrücklich auf eigenes Risiko. Haftungsansprüche gegen den Autor für Schäden materieller oder ideeller Art, die durch die Nutzung oder Nichtnutzung der Informationen bzw. durch die Nutzung fehlerhafter und/oder unvollständiger Informationen verursacht wurden, sind grundsätzlich ausgeschlossen. Rechts- und Schadenersatzansprüche sind daher ausgeschlossen. Das Werk inklusive aller Inhalte wurde unter größter Sorgfalt erarbeitet. Der Autor übernimmt jedoch keine Gewähr für die Aktualität, Korrektheit, Vollständigkeit und Qualität der bereitgestellten Informationen. Druckfehler und Falschinformationen können nicht vollständig ausgeschlossen werden. Der Autor übernimmt keine Haftung für die Aktualität, Richtigkeit und Vollständigkeit der Inhalte des Buches, ebenso nicht für Druckfehler. Es kann keine juristische Verantwortung sowie Haftung in irgendeiner Form für fehlerhafte Angaben und daraus entstandenen Folgen vom Autor übernommen werden.

Haftungsausschluss und allgemeiner Hinweis zu medizinischen Themen: Die hier dargestellten Inhalte dienen ausschließlich der neutralen Information und allgemeinen Weiterbildung. Sie stellen keine Empfehlung oder Bewerbung der beschriebenen oder erwähnten diagnostischen Methoden, Behandlungen oder Arzneimittel dar. Der Text erhebt weder einen Anspruch auf Vollständigkeit noch kann die Aktualität, Richtigkeit und Ausgewogenheit der dargebotenen Information garantiert werden. Der Text ersetzt keinesfalls die fachliche Beratung durch einen Arzt oder Apotheker und er darf nicht als Grundlage zur eigenständigen Diagnose und Beginn, Änderung oder Beendigung einer Behandlung von Krankheiten verwendet werden. Konsultieren Sie bei gesundheitlichen Fragen oder Beschwerden immer den Arzt Ihres Vertrauens! Wikibooks und Autoren übernehmen keine Haftung für Unannehmlichkeiten oder Schäden, die sich aus der Anwendung der hier dargestellten Information ergeben. Beachten Sie auch den Haftungsausschluss und dort insbesondere den wichtigen Hinweis für Beiträge im Bereich Gesundheit.

Quelle: wikibooks

Impressum
Food Revolution wird vertreten durch:

Alexander Reinhardt
Mundsburger Damm 26
22087 Hamburg
Deutschland

Coverbilder
Anna_Shepulova, rixipix, aamulya, galitskaya, 4zeva, karandaev | depositphotos.com

10891041R00050

Printed in Germany
by Amazon Distribution
GmbH, Leipzig